L'oxygène pour la vie

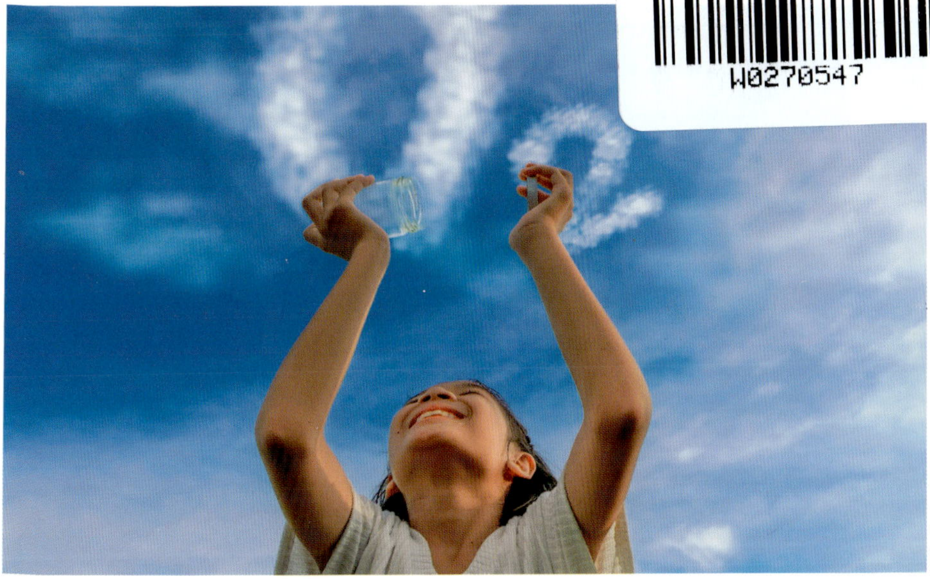

© Shutterstock

Une petite molécule pour un grand voyage

L'air que nous respirons est un mélange gazeux constitué de 78 % d'Azote et de 21 % d'oxygène, plus quelques traces de gaz carbonique (CO_2) et de gaz rares. L'azote n'est utile ni à la respiration ni à notre organisme. Au cours d'un mouvement respiratoire, le volume d'azote inspiré est intégralement rejeté lors de l'expiration. L'oxygène est indispensable à la vie et la survie sans oxygène est de l'ordre de quelques petites minutes. La respiration sans oxygène ou l'absence de respiration constitue une urgence absolue et c'est pourquoi les ambulances de transport d'urgence (pompiers ou Samu) sont toutes équipées d'oxygène. L'oxygène est en permanence transporté de l'air ambiant vers toutes nos cellules grâce aux poumons et à la circulation du sang propulsé par le cœur. Ainsi, l'oxygène entretient la flamme de la vie dans nos cellules.

LE TRANSPORT DE L'OXYGÈNE PAR LE SANG

On oublie trop souvent que l'oxygénation des organes et des cellules, but ultime du grand voyage de l'oxygène, n'est pas seulement due au poumon mais aussi au cœur et à toute la circulation qui véhicule l'oxygène contenu dans les globules rouges. À l'intérieur des globules rouges se trouve notre grand transporteur d'oxygène, l'**hémoglobine**, qui file dans la circulation sanguine grâce aux battements du cœur, muscle puissant. Le sang oxygéné lors de son passage pulmonaire, toujours d'un rouge très vif, fait alors un grand tour pour aller dans tous nos organes (foie, rein, intestin, peau, etc.) et leur apporter en même temps les nutriments issus de la digestion, pour en assurer la combustion génératrice d'énergie, donc de vie.

Arrivé dans les organes, le sang ralentit comme il l'a fait au niveau des poumons. Les tissus sont si avides d'oxygène que celui-ci va quitter rapidement son beau wagon rouge. Il laisse la place au CO_2, qui, rejeté par cette usine de production énergétique, est transporté jusqu'aux poumons puis expulsé dans l'air ambiant.

L'oxygène est absolument vital et si nous en manquons : c'est l'hypoxie ! Nous ne pourrons alors survivre que quelques minutes sans intervention médicale. Il est donc important de pouvoir mesurer l'oxygénation du sang d'un patient. Aujourd'hui, plus besoin de prélever du sang, on peut suivre en continu l'oxygène lié à l'hémoglobine grâce à un tout petit appareil appelé **oxymètre** que l'on fixe au bout d'un doigt.

LES GLOBULES ROUGES ET L'HÉMOGLOBINE

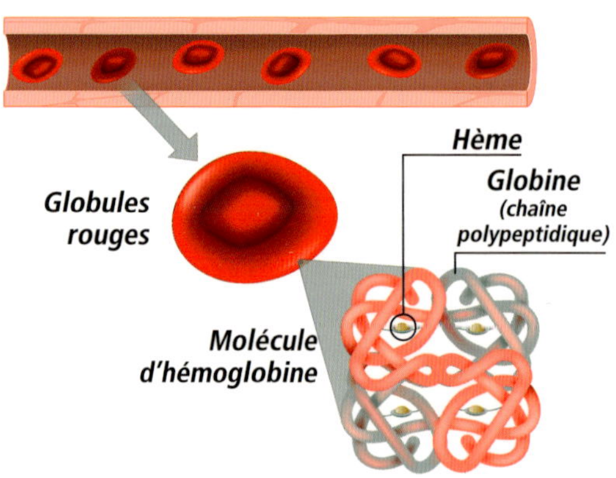

L'oxygène se fixe sur l'hème de l'hémoglobine.

L'APPAREIL CIRCULATOIRE

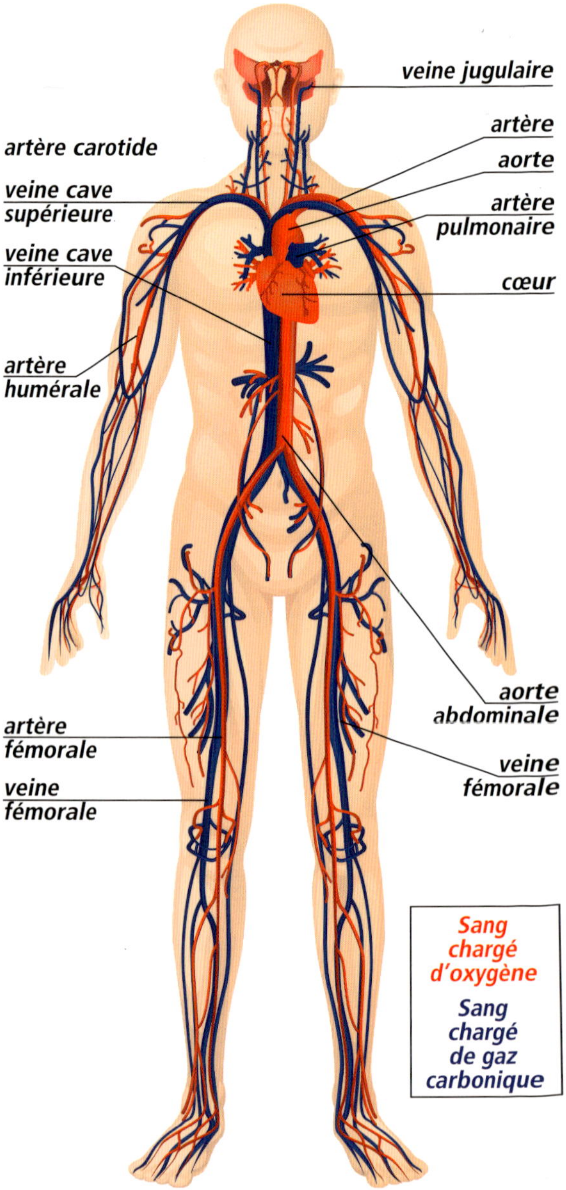

Le savez-vous ?

Le ver des sables des plages atlantiques (*Arenicola*) peut rester 6 h sans respirer à cause des marées qui le submergent. Pour réaliser cette prouesse, il a développé au cours de millions d'années d'évolution une hémoglobine qui peut fixer 40 fois plus d'oxygène que l'hémoglobine humaine.

fines et les pollens provoquent un rétrécissement du calibre bronchiolaire, ce qui provoque des difficultés respiratoires évoluant par crises. Des médicaments de plus en plus efficaces ont été développés mais les pollutions de l'environnement en font une maladie encore très présente.

Dans les alvéoles, l'air arrive et renouvelle en permanence le gaz qu'elles contiennent. En respirant profondément, l'air va déplier les milliers de petits sacs alvéolaires. Dans leurs parois, on voit des vaisseaux sanguins, aussi petits que des cheveux – les capillaires – vers lesquels l'oxygène va se frayer un passage. Le CO_2 traverse en sens inverse vers les bronches pour être éliminé à l'extérieur. L'oxygène continue son périple vers le sang où l'attend son transporteur : l'**hémoglobine,** tassée dans les globules rouges et qui donne sa couleur au sang.

Comme dans un wagon, enveloppée dans les globules rouges, l'hémoglobine dispose de sièges confortables et parfaitement adaptés au transport de l'oxygène. Et hop ! le wagon ralentit un peu, l'oxygène venu des alvéoles saute sur l'hémoglobine pour être entraîné rapidement dans le courant sanguin. Ce flux grâce au cœur et aux vaisseaux qui le propulsent, chargé également de nutriments, est distribué à tous nos organes.

LES ALVÉOLES ET LES ÉCHANGES DE GAZ

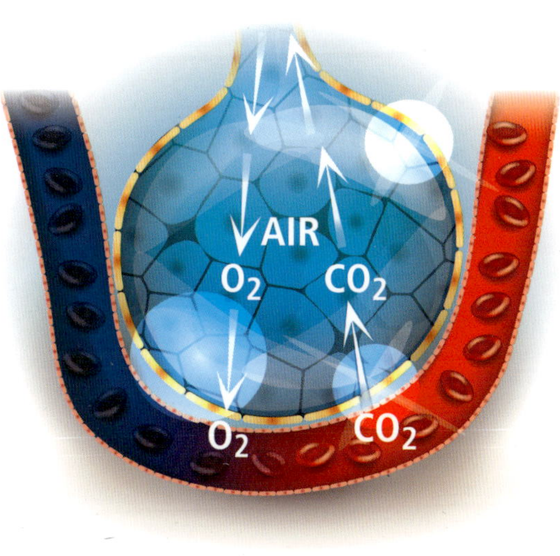

COMMENT APPORTER DE L'OXYGÈNE AUX PATIENTS ?

On appelle « hypoxie » le manque d'oxygène. Les poumons, commandés par le cerveau, vont être automatiquement forcés à inspirer davantage d'air pour compenser ce manque rendant la respiration inconfortable, voire pénible.

La première cause d'hypoxie et la plus fréquente est une maladie du poumon lui-même. Le transfert de l'oxygène vers le sang va être difficile et le sang ralentira en vain au passage devant le poumon : l'hémoglobine repartira à vide ou pire encore chargée de CO_2.

Que faire ? On soignera la cause de la maladie bien sûr avec des médicaments adaptés. Mais l'hypoxie est une urgence ! Si les muscles respiratoires sont encore capables d'assurer leur fonction pour gonfler les poumons, on administrera de l'oxygène : c'est l'**oxygénothérapie.**

Dans les cas graves, il faudra mettre le patient en communication avec une machine qui va pousser l'air dans les poumons : cela s'appelle la **respiration artificielle.** Elle est indispensable quand les muscles respiratoires sont épuisés. Cette méthode est née en 1920 lors d'une grande épidémie de **poliomyélite,** maladie contagieuse virale qui paralyse les muscles des bras et des jambes, mais aussi les muscles respiratoires. Elle a disparu définitivement grâce à la découverte dans les années 1950 d'un vaccin maintenant obligatoire pour tous les enfants. La respiration artificielle a sauvé des vies mais n'a pas pu empêcher les séquelles motrices dont souffrent encore d'anciens patients.

L'histoire des traitements de l'hypoxie, en perpétuelle évolution, a été illustrée récemment par l'épidémie de COVID. Les progrès ont été rapides concernant les dispositifs reliant le malade à une source d'oxygène (tuyaux souples, masques plus étanches, dispositifs portatifs), mais aussi au niveau des méthodes de ventilation artificielle plus adaptées. Il faut y ajouter une méthode prometteuse, l'oxygénation par circulation extracorporelle : le sang est oxygéné en continu par passage sur des membranes extérieures où il se charge en oxygène avant d'être réinjecté dans l'organisme.

D'OÙ VIENT L'OXYGÈNE ?

C'est la nature qui nous fournit cette petite molécule aussi appelée O_2. Les plantes, grâce à leur chlorophylle et au soleil, vont produire de l'oxygène et absorber du gaz carbonique (CO_2) : c'est le processus de la **photosynthèse.** C'est pourquoi les forêts sont considérées comme « les poumons de la planète » !

Nous et toutes les espèces du monde animal faisons exactement l'inverse. Nous inspirons de l'oxygène et expirons du CO_2, par la bouche ou le nez. D'ailleurs, si vous parlez à vos plantes – ou mieux si vous leur chuchotez dans les feuilles – elles ne s'en porteront que mieux, car ce faisant vous leur apportez leur gaz préféré : le CO_2.

En fait, nous n'expirons dans l'atmosphère qu'une quantité infime de CO_2 et pendant des millions d'années notre présence n'a pas perturbé la planète. C'est l'industrialisation qui a fait progresser de façon exponentielle en quelques décennies la production de ce gaz et c'est très grave pour deux raisons. D'une part, le CO_2 combiné à l'eau produit un acide, l'acide carbonique : donc, quand il pleut, ce liquide acide va retomber sur la terre et dans la mer. D'autre part, comme d'autres gaz, il participe au réchauffement de la planète en restant le plus souvent dans l'atmosphère, comme un grand couvercle gazeux étouffant.

LA PHOTOSYNTHÈSE

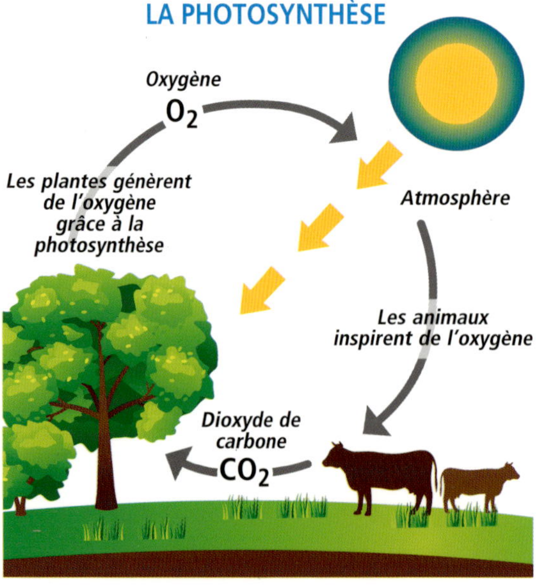

LES POUMONS, PREMIÈRE ÉTAPE DU GRAND VOYAGE

Les poumons sont comme deux grandes ailes qui se déploient et se referment de part et d'autre du cœur, battant à un rythme d'environ 15 respirations par minute. Le cœur bat pour son propre compte 4 fois plus vite : environ 60 battements par minute chez l'adulte et plus vite chez les enfants.

À chaque respiration, on inspire par le nez ou la bouche, l'air passe par la gorge puis la trachée et les bronches pour arriver tout au fond où se trouvent des petits sacs appelés alvéoles disposés en petites grappes. Il y en a des millions et c'est là que l'oxygène arrive pour franchir une étape très importante : le passage dans le sang.

Si on les aplatissait par terre, on aurait une surface totale de 70 m^2, un bel appartement en somme où se promener tranquillement pour trouver toutes les petites sorties vers le sang. Le sang ? mais où est-il ?

Bien caché mais pas très loin : juste dans les parois de ces multiples petits ballons. Finalement, comme un passe-muraille, l'oxygène trouve sa voie à travers de petits trous dans les cloisons. Il croise au passage des molécules de CO_2 qui, elles, vont toujours suivre un chemin inverse.

LES POUMONS

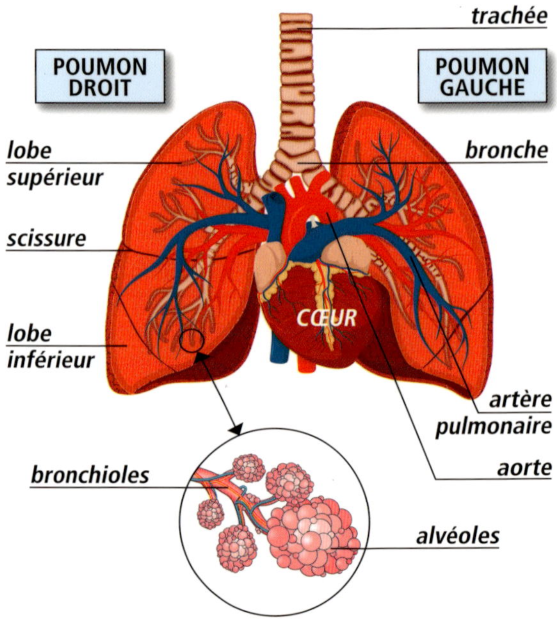

LA CONSOMMATION MAXIMALE D'OXYGÈNE (OU VO_2 MAX)

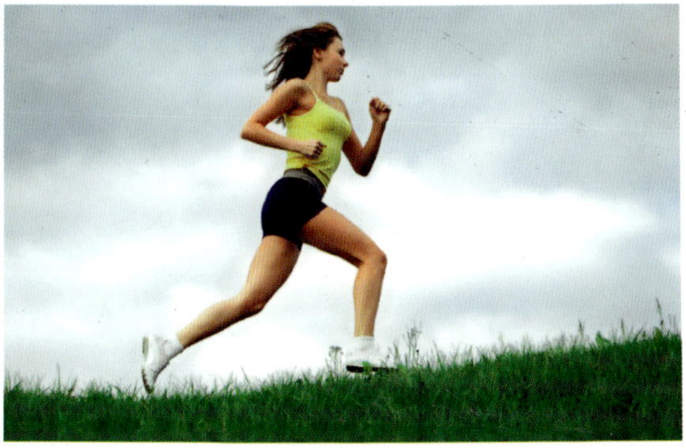

Un exercice maximal va nous faire mobiliser de grandes quantités d'oxygène, exprimées en litres d'oxygène consommé par minute. Toutes les structures concernées par le transport de cet oxygène vers les usines cellulaires seront sollicitées : les poumons, le cœur, la circulation, l'hémoglobine, les cellules elles-mêmes.

Pour chacun d'entre nous, cette capacité à transporter et à utiliser de grandes quantités d'oxygène dépend beaucoup de l'entraînement sportif qui va améliorer chacune des étapes. C'est pourquoi on pratique cette mesure chez les sportifs : elle permet de mesurer les progrès et d'aider à prévoir les performances sportives. À l'inverse, après une immobilisation pour blessure ou fracture, la VO_2 max va baisser et il faudra un nouvel entraînement pour retrouver un niveau digne des compétitions.

La consommation maximale d'oxygène représente le niveau général de la « forme physique » d'une personne. Elle peut se mesurer par course sur tapis roulant ou sur un vélo fixe spécifiquement équipé et pas seulement chez les sportifs. Depuis quelques années, on mesure également la VO_2 max chez des malades candidats à une greffe de poumon ou de cœur, à des niveaux d'exercice très modestes évidemment et avec beaucoup de précautions médicales. La même mesure est pratiquée après la convalescence pour suivre les progrès des patients et l'efficacité de la greffe.

DU PREMIER CRI AU DERNIER SOUPIR

Le premier cri du bébé à la [illegible] a de tout temps été considéré comme [illegible] premier souffle : le moment où ses [illegible] vont se remplir d'air. La [illegible] révolution pour lui.

Le fœtus qui baigne [illegible] liquide protectrice reçoit les [illegible] de sa mère par le cordon ombilical. Il a déjà des petits poumons mais ils sont remplis de **liquide amniotique** et ne peuvent donc respirer : le sang qui les irrigue en sort comme il est entré. Pourtant, merveille de la nature, ils se préparent en secret pour le grand jour : grâce à des images radiologiques, on sait que le cerveau est bien développé et commande déjà aux poumons de bouger, histoire de s'entraîner. Le foie fabrique déjà sa propre hémoglobine qui fixe beaucoup mieux l'oxygène que celle des adultes et qui disparaîtra peu à peu après la naissance pour être remplacée par la forme adulte.

Il faut se préparer en effet, car une incroyable révolution va avoir lieu à la naissance au moment où va être coupé le fameux cordon ombilical : le bébé manque alors d'oxygène et il va crier à pleins poumons pour les vider du liquide et prendre son premier bol d'air. Et le beau mouvement de ces ailes intérieures va se perpétuer tout au long de la vie. L'oxygène sortant des poumons est envoyé au cœur gauche qui va le propulser partout dans les organes. Mais le cœur, lui, fait un petit bruit rassurant, poum tac… poum tac… qui s'accélère lorsque nous faisons du sport et aussi… aussi quand nous sommes amoureux. Mais cela est une autre histoire…

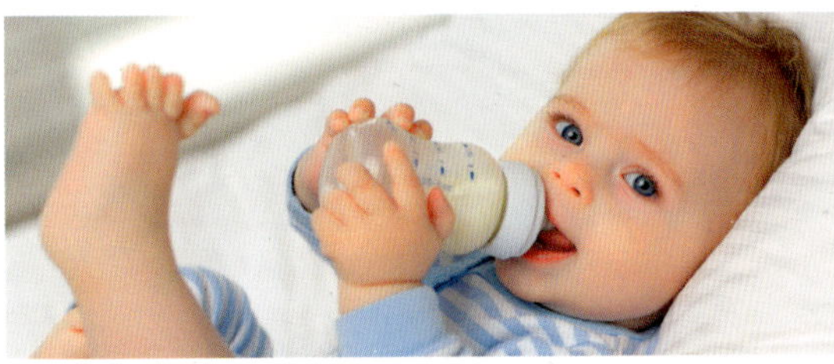

ISBN 978-2-38148-058-9

9 782381 480589

Texte : Josette Dall'Ava Santucci - Photographies : Shutterstock - iStock
Dépôt légal : 2e trimestre 2021
PRINTED IN FRANCE

Le sang circule… mais depuis quand ?

Selon Aristote, philosophe grec du IVe siècle av. J.-C., le sang est contenu dans une outre à l'intérieur du corps et c'est seulement si on la perce que le sang s'écoule. Cette théorie reprise au IIe siècle ap. J.-C. par Galien, médecin de plusieurs empereurs romains, est enseignée jusqu'au XVIIe siècle dans tout le monde occidental. C'est William Harvey, un médecin anglais qui, en 1628, décrit la circulation du sang.

LES ORGANES ET LES CELLULES, USINES ÉNERGÉTIQUES

Tous nos organes sont constitués de petites cellules, réunies en « tissus », que l'on peut voir seulement avec de puissants microscopes. Le sang va leur apporter de l'oxygène et des nutriments (issus de la digestion), à travers de très fins vaisseaux qui ressemblent à ceux du poumon et appelés aussi capillaires. Les cellules sont protégées par une membrane, qui suivant les organes laisse passer différentes molécules, dans un sens ou dans l'autre. Mais toutes les cellules laissent passer trois molécules vitales : l'eau, l'oxygène et le CO_2 dont les interactions permettent la production d'énergie, c'est-à-dire la vie même.

Sans eau, les cellules se déshydratent comme une plante qu'on oublie d'arroser et meurent… Sans oxygène, elles meurent aussi, car c'est lui qui combiné aux nutriments comme le **glucose** va fournir l'énergie. Mais cette réaction produit du CO_2 qui doit absolument être évacué : il diffuse donc vers le sang où il va prendre la place de l'oxygène sur l'hémoglobine pour faire le grand retour vers l'extérieur. Si le CO_2 n'était pas évacué, il s'accumulerait par combinaison à l'eau, sous forme d'acide carbonique toxique (comme celui qu'on trouve dans les pluies acides d'un environnement pollué par des gaz industriels).

Finalement, le CO_2 va servir aux plantes qui fonctionnent en sens inverse et rejettent le précieux oxygène.

Toutes ces réactions énergétiques se produisent en un lieu particulier des cellules : les mitochondries, petites structures allongées, véritables usines énergétiques qui brûlent les nutriments en absorbant l'oxygène et en rejetant le CO_2. Le noyau de la cellule contient nos **gènes** qui transmettent la vie de génération en génération. Les globules rouges et les globules blancs contenus dans le sang sont des cellules avec des fonctions bien particulières de transport (globules rouges) ou de défense (globules blancs).

LA CELLULE HUMAINE

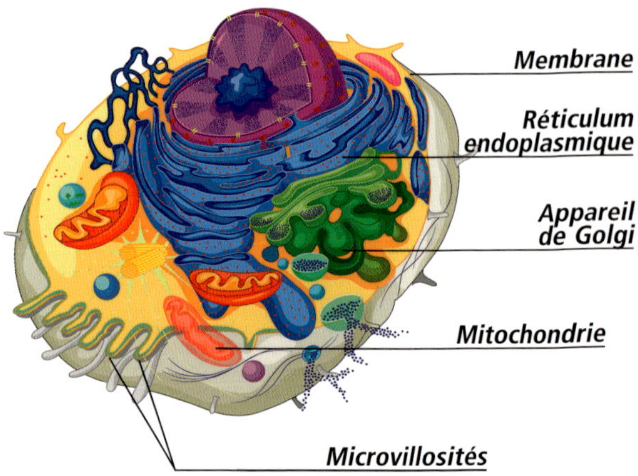

La mitochondrie

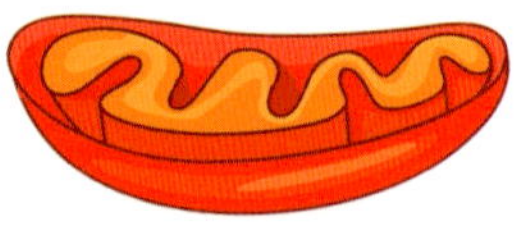

LE GRAND RETOUR VERS LE POUMON : LE GRAND 8

Au sortir des cellules, le sang délesté d'une partie de son oxygène et chargé de CO_2 devient alors plus foncé. Il est représenté en « bleu » : c'est le sang veineux. Le CO_2, lié à l'hémoglobine à la place de l'oxygène, va donc refaire tout le voyage en sens inverse, c'est le « retour veineux » vers le cœur puis les poumons pour être expiré par la bouche. La boucle, comme un grand huit, est bouclée, c'est le mouvement perpétuel. Bien qu'enfermé, le sang circule bien à chaque battement de notre cœur.

On dit « le cœur », mais en fait il y a deux cœurs (ou deux parties) : le cœur gauche et le cœur droit. Ils sont joints l'un à l'autre et battent absolument en même temps, mais ils sont totalement séparés par une paroi étanche évitant de mélanger le sang « bleu » au sang « rouge ».

Remarquez que le cœur gauche est représenté à droite comme quand on regarde quelqu'un en face ou comme on le voit quand une personne passe derrière un appareil de radiographie.

LA CIRCULATION SANGUINE

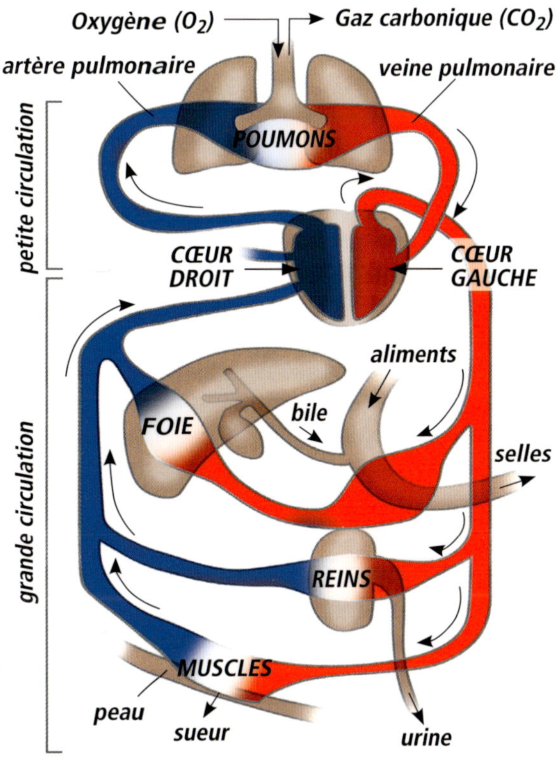

L'oxygène qui sort des capillaires pulmonaires arrive au cœur gauche pour être propulsé avec force dans tous les organes. Dans les organes, le sang passe par les petits capillaires des tissus : l'oxygène se dépose dans les cellules et le CO_2 prend sa place sur l'hémoglobine ; le sang devient foncé, « bleu », et remonte vers le cœur droit. Le cœur droit le propulse vers les poumons qui rejettent le CO_2 et reprennent de l'oxygène dans l'air. Le cycle se poursuit tout au long de la vie, du premier souffle au dernier soupir.

BIEN RESPIRER POUR BIEN COURIR

L'exercice : voilà une activité où bien souvent on est vite essoufflé. Pourtant, en apprenant à mieux respirer, tout sera plus confortable et surtout plus efficace.

Au cours de l'exercice, les cellules des muscles, les **fibres musculaires,** consomment beaucoup plus d'énergie à partir des **nutriments** et de l'oxygène qui les « brûle ». Cela produit du CO_2 qui est entraîné par la circulation puis par les poumons vers l'extérieur.

Pour s'adapter à ces nouveaux besoins de transport d'oxygène et de CO_2, les poumons et le cœur vont devoir travailler à plein régime. Le cœur va battre plus vite et se contracter beaucoup plus fort à chaque battement. L'adaptation du cœur se fait automatiquement sans qu'on puisse la modifier. Cependant, plus on s'entraîne souvent et plus le cœur se renforce, diminue son nombre de battements par minute pour un même effort. En battant ainsi moins vite pour un même effort, il a le temps de se remplir de sang bien rouge sortant des poumons pour mieux expulser ensuite ce sang vers les muscles.

Pour la respiration, il y a aussi une adaptation automatique : le poumon va accélérer son rythme dès le début de l'exercice, mais ensuite pas toujours de façon optimale et il va falloir l'aider à mieux faire. Cela tombe très bien, car on peut modifier volontairement sa respiration : encore faut-il y penser !

En effet, le rythme automatique est souvent trop rapide, empêchant les poumons de bien se remplir : il faut donc penser à respirer lentement avec de grands mouvements respiratoires pour déplier tous les petits sacs alvéolaires.

Par exemple, en montant un escalier, il faut dès le début penser à sa respiration. Pour cela, répartir les charges dans les deux mains ou dans un sac à dos, bien dégager les épaules et le cou pour que l'air passe bien dans les bronches. Ne pas se laisser entraîner dans la respiration automatique qui a tendance à suivre le rythme des pas (petit défaut du système !), mais au contraire prendre de grandes respirations bien profondes. Ne pas parler ni téléphoner bien sûr, car cela ralentit l'expiration de l'air : les cordes vocales en se rapprochant pour vibrer gênent la respiration alors que tout le souffle est nécessaire à l'oxygénation des muscles.

En effet, après l'inspiration qui a fait entrer l'air riche en oxygène, vient l'expiration : on va souffler dans l'atmosphère un air différent, riche en CO_2.

QUI COMMANDE LES MOUVEMENTS DES POUMONS ?

Le poumon et le cœur sont enfermés dans la **cage thoracique** avec les côtes qui les protègent. La cage thoracique contient aussi des muscles (diaphragme et autres petits muscles) et c'est justement eux qui, en se contractant 15 fois par minute, vont faire gonfler les poumons : c'est l'**inspiration.** Quand ils sont bien gonflés, les muscles se relâchent et les poumons se vident comme des ballons : c'est l'**expiration.**

LA CAGE THORACIQUE

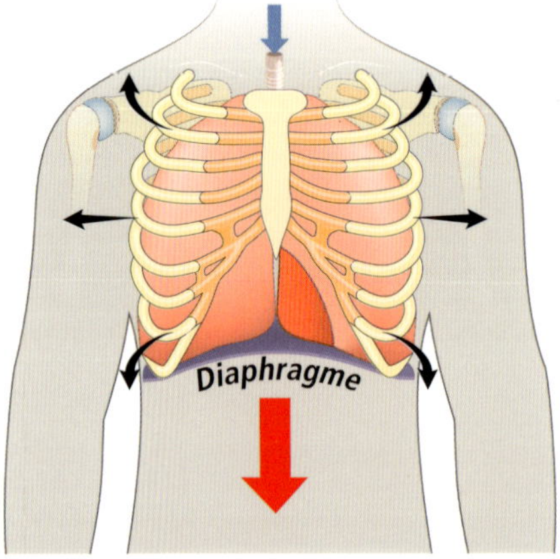

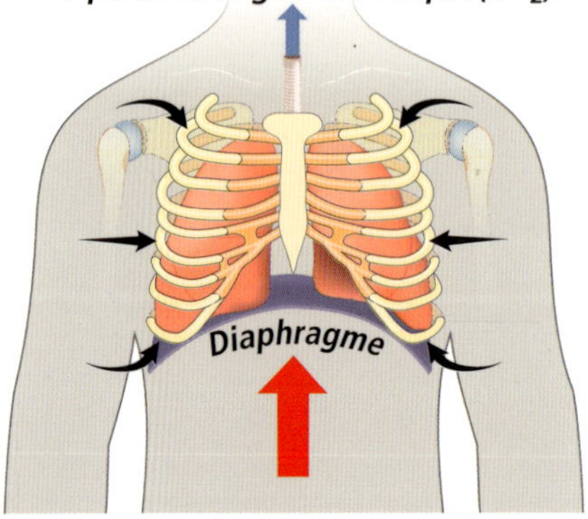

Comme tous les muscles, les muscles respiratoires reçoivent des nerfs moteurs qui les font se contracter. Ces nerfs sont commandés par le cerveau.

Les centres respiratoires se trouvent dans le cerveau primitif (ou reptilien) avec les autres commandes automatiques indispensables à la survie, à savoir : les mouvements des poumons, du cœur et du tube digestif. Ainsi, on ne risque pas d'oublier de respirer ou de digérer, même pendant le sommeil !

LE CERVEAU

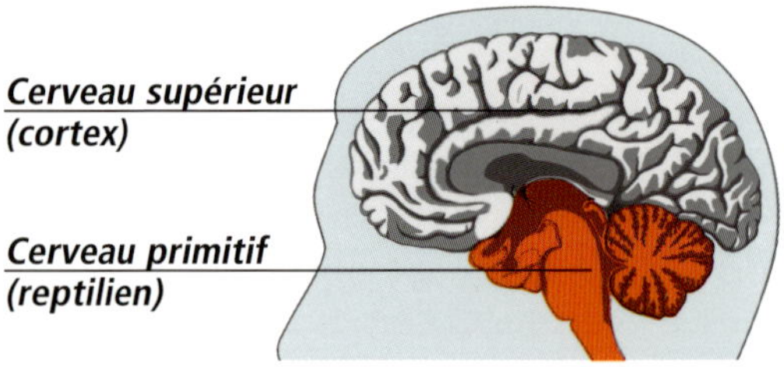

Mais, pour la respiration, et ceci est particulier à l'espèce humaine, on peut empêcher le système de fonctionner automatiquement. Petit miracle : on fait cela en faisant intervenir le cerveau supérieur, très développé chez l'Homme. On va pouvoir changer notre respiration par notre seule volonté, dans certaines limites de sécurité bien sûr. On peut par exemple arrêter sa respiration – c'est l'**apnée** – ou au contraire respirer très lentement et très profondément comme dans le yoga. Cela favorise la relaxation et un meilleur sommeil.

LES BRONCHES ET LES ALVÉOLES

Les bronches sont un lieu de passage des gaz respiratoires, tandis que les alvéoles sont des lieux de brassage des gaz et d'échanges avec le sang.

Dans les bronches, l'air ambiant entre au cours de l'inspiration et est expulsé grâce à l'expiration. Les bronches ne sont pas inutiles : elles réchauffent l'air, le chargent d'humidité et le purifient. Les cellules bronchiques sont bordées de cils en perpétuel mouvement qui font remonter vers l'extérieur toutes sortes d'impuretés contenues dans l'environnement. Malgré cet « ascenseur sanitaire », des microbes peuvent se développer et causer des bronchites. Une autre maladie très fréquente est l'asthme qui atteint les dernières petites bronchioles chargées d'amener l'air dans les alvéoles : des composants allergisants comme les particules